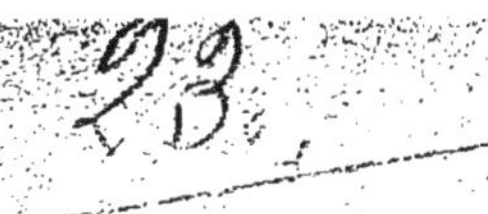

TRAITEMENT

DE LA

TUBERCULOSE PULMONAIRE

QUATRE MALADES
TRAITÉS PAR LA TUBERCULINE

LEÇONS FAITES A L'HOTEL-DIEU DE LYON

Par M. le Dr BONDET

et recueillies par M. J. COURMONT, interne du service.

LYON
IMPRIMERIE LÉON DELAROCHE ET Cie
10, place de la Charité, 10

1891

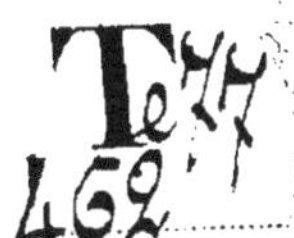

TRAITEMENT

DE LA

TUBERCULOSE PULMONAIRE

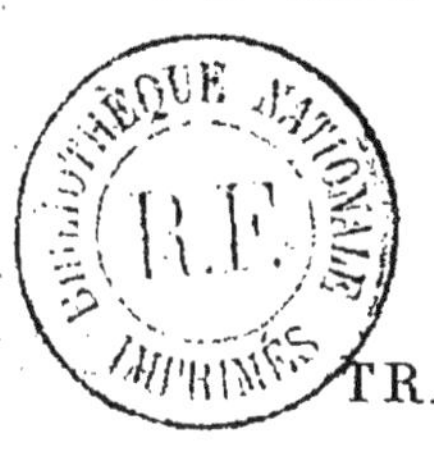

QUATRE MALADES
TRAITÉS PAR LA TUBERCULINE

LEÇONS FAITES A L'HOTEL-DIEU DE LYON

Par M. le Dr BONDET

et recueillies par M. J. COURMONT, interne du service.

LYON
IMPRIMERIE LÉON DELAROCHE ET Cie
10, place de la Charité, 10

1891

TRAITEMENT

DE LA

TUBERCULOSE PULMONAIRE

(QUATRE MALADES TRAITÉS PAR LA TUBERCULINE)

La présence dans nos salles d'un certain nombre de phtisiques, le bruit qui s'est fait récemment autour d'un soi-disant spécifique de la tuberculose, les essais que nous en avons faits, les résultats que nous en avons obtenus, tout cela m'engage à vous parler aujourd'hui du traitement de la phtisie pulmonaire.

Voyons d'abord ce qu'il faut entendre par phtisique. Un rapide exposé qui vous montrera les idées qui se sont succédées, relativement à la nature de la phtisie, me paraît indispensable pour vous amener à bien saisir et comprendre la question de son traitement.

Pendant longtemps, les médecins ont considéré comme phtisiques tous les malades atteints de toux, d'expectoration purulente avec fièvre, d'amaigrissement progressif amenant dans un laps de temps plus ou moins rapide la mort de l'individu. A cette époque, qui a duré jusqu'au milieu du XVIIe siècle, il n'était pas question de tubercules ; c'est Sylvius, qui, le premier, a constaté la fréquence de cette lésion, chez le phtisique, et c'est à Morton, en 1670, que revient l'honneur d'avoir montré le rôle que joue le tubercule dans l'évolution de certaines formes de la phtisie dont il décrit encore à cette époque 14 à 15 variétés.

Au commencement de ce siècle, Bayle, s'appuyant sur les données de l'anatomie pathologique, insiste particulièrement sur l'importance du tubercule comme cause de la phtisie, mais lui encore, à côté de cette forme de la phtisie, qu'il qualifie de tuberculeuse, admet des phtisies granuleuse, mélanique, cancéreuse, ulcéreuse, calculeuse. Il faut arriver à Laënnec pour entendre proclamer l'unité de la phtisie.

Pour l'illustre inventeur de l'auscultation, la phtisie pulmonaire est due au développement dans le poumon, d'une espèce particulière de production accidentelle, à laquelle les anatomistes ont appliqué le nom de *tubercule*.

« Le tubercule, dit-il, est une production accidentelle, c'est-à-dire un véritable corps étranger, développé dans la substance pulmonaire, et qui peut se rencontrer dans tous les autres tissus du corps humain. Ce produit accidentel, a-t-il soin d'ajouter, quand il répond à Broussais qui soutenait l'origine inflammatoire et purulente du tubercule, est un produit parasitaire dont la cause et la nature sont inconnues. »

Cette idée de l'unité de la phtisie se trouva confirmée en 1844 par les travaux de Lebert. Celui-ci observant pour la première fois au microscope, les productions tuberculeuses, parut donner tout d'abord à cette doctrine, un point d'appui des plus solides. Il affirmait avoir rencontré dans le tubercule un élément caractéristique, la cellule tuberculeuse, mais à partir de ce moment, du fait de l'anatomie pathologique et de l'histologie, la confusion se fit de nouveau dans les esprits.

Deux ans plus tard, en effet, Reinhardt, en Allemagne, affirmait que les cellules tuberculeuses de Lebert ne sont autre chose que des globules de pus altérés.

Les observations de Lebert confirmaient la doctrine de Laënnec ; celles de Reinhardt paraissaient donner raison à Broussais.

Survint Virchow qui déclara que la vérité n'est ni dans la doctrine de Laënnec, ni dans celle de Broussais. Pour lui, le seul vrai tubercule, c'est la granulation grise, qui n'a aucun lien avec l'inflammation. A côté de lui, existent des productions caséeuses, qui ne sont que des produits inflammatoires, des pneumonies caséeuses. A dater de ce jour, la dualité de la phtisie se dresse en face de l'unité de Laënnec.

Cette doctrine de la dualité, qui a trouvé surtout des défenseurs en Allemagne, ne tarda pas, grâce à la pathologie de Niemeyer, à pénétrer parmi nous. Pendant un certain nombre d'années, il fut de mode et de bon goût de croire à la dualité de la phtisie. Bientôt même, à côté des formes tuberculeuses et caséeuses de la phtisie, on crut devoir ajouter une troisième forme : la phtisie épithéliale.

Ce retour aux anciennes idées sur les variétés de forme et d'origine de la phtisie, allait peut-être, grâce à l'anatomie pathologique, s'accentuer encore, quand parurent en France les premiers résultats des expériences de Villemin, démontrant qu'en inoculant à des cobayes ou à des lapins, soit le tubercule vrai, soit les produits caséeux, on développait toujours la tuberculose.

C'est grâce à ces expériences (1865), ainsi qu'aux recherches anatomo-pathologiques de Grancher et de Thaon (1872-1873), qu'on est revenu à la doctrine de Laënnec; l'unité de la phtisie, s'imposait de nouveau ; ce retour, il faut le dire, ne se fit pas sans difficultés ; aux résultats obtenus par Villemin, on opposa d'autres expériences, consistant à faire, à l'aide de poussières inertes injectées dans les veines d'un animal, des lésions ayant toutes les apparences du tubercule. H. Martin n'eut pas de peine à démontrer que ces lésions n'avaient du tubercule que les apparences, que, contrairement aux vrais tubercules, elles n'étaient pas réinoculables ; pour elles, les inoculations en série devenaient impossibles.

De nouveau, la doctrine de Laënnec triomphait, l'unité de la phtisie, telle qu'il l'avait formulée, s'imposait désormais ; c'est le tubercule, et le tubercule seul qui fait la phtisie. Ce résultat, nous ne devons pas l'oublier, est œuvre toute française. C'est aux expériences de Villemin, aux recherches d'anatomie pathologique de Grancher et de Thaon, que nous le devons.

A cette conception nouvelle de la phtisie, qui non seulement s'affirmait dans son unité, mais qui, par l'inoculation de ses produits, par sa contagiosité, se rapprochait des maladies infectieuses, il ne restait plus, pour l'assimiler tout à fait à ces maladies, qu'à découvrir un microorganisme capable d'être isolé, cultivé et susceptible de reproduire à son tour, par sa réinoculation sur des animaux sains, la maladie tout entière. Cet honneur était réservé à l'Allemagne, ce fut Koch qui, le 24 mars 1882, fit connaître un bacille qui porte aujourd'hui son nom, bacille que l'on retrouve constamment dans les productions tuberculeuses.

Cette découverte, comme bien vous pensez, en changeant les idées que nous possédions sur la nature, les origines, les causes de la phtisie pulmonaire, envisagée comme maladie uniquement tuberculeuse, devait entraîner une révolution plus ou moins bruyante dans son traitement.

A cette maladie infectieuse, d'origine parasitaire, il fallait un spécifique ; chacun se mit à l'œuvre.

Acide phénique, créosote, eucalyptol, sublimé, iodoforme, soufre, tannin, acide fluorhydrique, gaïacol, cantharidine, sang de chien, sang de chèvre, en injections dans le tissu cellulaire, ou dans les veines, — j'en passe assurément, — toutes ces substances ont été successivement prônées comme des spécifiques de la tuberculose. Sauf les deux derniers, je les ai tous essayés, très consciencieusement, je vous assure ; quelques-unes de ces substances m'ont paru avoir une certaine action sur la marche de la phtisie, j'aurai à vous en parler plus tard ; aucune, à coup sûr, ne peut prétendre à une spécificité thérapeutique. En un mot, pour moi, à l'heure qu'il est, il n'y a pas de spécifique de la tuberculose.

Dans ces derniers temps, beaucoup de bruit a été fait autour d'un de ces prétendus spécifiques. Il venait d'Allemagne ; celui qui le préconisait, était celui-là même qui avait eu la gloire de découvrir le bacille de la tuberculose, et de lui donner son nom.

« Ce moyen, disait Koch, non seulement guérit la tuberculose, quand ses lésions ne sont pas trop avancées, mais il constitue, pour la déceler dans ses formes les plus obscures, un réactif des plus précieux. »

De pareilles affirmations, dans la bouche d'un savant tel que Koch, l'importance de la découverte, l'enthousiasme avec lequel elle fut acceptée, dès le début, par quelques médecins, dépositaires favorisés du fameux remède, tout, jusqu'à l'espèce de mystère dont sa composition restait entourée, contribua à attirer sur elle l'attention du monde médical et extra-médical. Les malades affluèrent à Berlin, mais comme le remède était long à préparer, très coûteux, disait-on, il était difficile de se le procurer.

Aussitôt que la chose me fut possible, je l'ai essayé devant vous, me mettant autant que possible dans les conditions que Koch avait indiquées.

Comme il s'agissait d'un remède dont la composition et le mode d'action nous étaient inconnus, ces essais n'ont été faits que sur des malades consentants, et toujours, ainsi que vous pourrez le voir par les doses employées, avec une extrême prudence.

Voici les résultats de ces essais :

OBSERVATION I

Tuberculose pulmonaire à peine caractérisée. — Apyrétique. — 8 injections (18 milligr.). — Dissémination des lésions. — Fièvre continue. — Aggravation considérable.

Salle Saint-Roch, n° 7. — S*** Lucie, 20 ans, couturière, née à Valence, demeurant à Lyon.

On note dans ses antécédents un frère mort d'affection pulmonaire.

Bonne santé habituelle, néanmoins s'enrhume facilement l'hiver et se plaint depuis un an de points de côté intermittents.

Aucune cause connue de contagion tuberculeuse.

Entre à Saint-Roch le *17 décembre 1890.*

Trois mois auparavant : refroidissement, frisson, début de la toux.

Depuis lors a continuellement toussé et n'a pu reprendre son travail.

Léger amaigrissement au dire de la malade. Jamais d'oppression.

Il y a 2 mois que les règles ont disparu.

Quinze jours après le début, c'est-à-dire, il y a deux mois et demi : première hémoptysie. Plusieurs autres, dont quelques-unes très abondantes (300 gr., au dire de la malade) ont suivi, spécialement pendant la période qui aurait dû être menstruelle.

Depuis 10 jours tous ces symptômes se sont amendés.

L'état général est très satisfaisant.

Pas de dyspnée, pas de toux. Un léger point de côté à droite.

La percussion du thorax dénote une très légère submatité du sommet droit en arrière. A ce niveau, la respiration s'entend moins que dans le reste de la poitrine, la voix et la toux ont un retentissement légèrement marqué. Pas de souffle, pas de râles. Rien au sommet droit en avant, ni dans le reste du poumon droit, ni dans tout le poumon gauche.

Les crachats sont nuls ou peu abondants. Quelquefois expectore le matin 2 ou 3 crachats purulents (10 gr. en moyenne). Les îlots purulents renferment des bacilles de Koch, très nets, mais d'une abondance moyenne.

Rien au cœur ni aux autres organes.

Température rectale, prise pendant 12 jours, est absolument normale, n'atteignant jamais 38°, même le soir.

Poids = 46 kil. 400.

La quantité des urines en 24 heures oscille entre 700^{cc} et 1,400^{cc}.

28 décembre. Quantité = 700^{cc}, D = 1,018, Urée = 16 gr. par litre, soit 11 gr. en tout. Ni sucre, ni albumine.

29 décembre. A 4 heures du soir, t^{e} = 37°8. **1re injection** (1/2 milligr. dans le dos).

30 décembre. N'a rien ressenti de particulier. La température a progressivement baissé jusqu'à 3 heures du matin (36°), pour remonter ensuite et se maintenir à 38°3 de 6 heures à 9 heures du matin. A midi, t^{e} = 37°7 et reste normale le reste de la journée. En somme : abaissement de 1°8, puis élévation de 0°5 en 14 heures.

Pas de symptômes généraux. Pas de modification de l'expectoration (10 gr.).

31 décembre. La température a légèrement baissé de minuit à 3 heures du matin (36°8).

A 9 heures du matin, t^{e} = 37°7. **2e injection** (1milligr.).

Ne ressent aucun malaise. La température monte progressivement jusqu'à 38°7, température maximum à 6 heures du soir, soit 1° en 9 heures sans abaissement préalable, et retombe à la normale à minuit (37°9). Crachats = 11 gr.

1er janvier 1891. Aucune modification appréciable de l'état général ou local.

La température monte à 38°3 à 3 heures de l'après-midi et est normale le reste de la journée. Crachats = 9 gr.

2 janvier. Rien de modifié à l'auscultation.

A 9 heures du matin, t° = 38°2. **3e injection** (1 milligr. 1/2).

Elévation de 0°4 à midi (38°6), puis la température retombe à la normale.

Aucune modification de l'état de la malade.

Les urines renferment beaucoup d'urates et d'acide urique.

Crachats = 4 gr. Poids = 46 kil. 400.

3 janvier. Etat habituel. Crachats = 3 gr. Une seule température au-dessus de 38°, à midi = 38°2.

4 janvier. Crachats = 2 gr. Température normale, monte à 38°3 à 3 heures de l'après-midi.

5 janvier. A 9 heures du matin, t° = 38°2. **4e injection** (2 miligr.).

La malade dit ne ressentir aucun effet.

La température monte progressivement de 1° jusqu'à 6 heures du soir (39°2), soit en 9 heures, pour retomber à 37°5 à minuit. C'est la première fois qu'elle dépasse 39°

Crachats = 7 gr.

6 janvier. — Température normale, sauf à 3 heures = 38°2. Crachats = 4 gr.

7, 8 et 9 janvier. L'état de la malade n'est pas modifié.

La température en 3 jours, prise toutes les 3 heures, n'a dépassé 38° qu'une fois (38°4). Crachats = 4 à 8 gr.

10 janvier. Crachats = 12 gr.

A 5 heures du soir, t° = 37°5. **5e injection** (2 milligr. 1/2.)

11 janvier. La température est montée progressivement à 39°, à 3 heures du matin, soit élévation de 1°5 en 11 heures. Se maintient au-dessus de 38° jusqu'à 6 heures du soir. La malade n'a accusé aucune réaction.

Crachats = 8 gr. *Règles apparaissent.*

12 janvier. La malade accuse un peu de dyspnée, de lassitude.

L'auscultation dénote quelques râles au sommet droit, après la toux.

C'est la première fois qu'on entend un bruit anormal. La matité est beaucoup plus nette. Le souffle est manifeste.

Les crachats augmentent = 19 gr. La température est normale.

13 janvier. A 9 heures du matin, t^e = 37°6. **6e injection** (3 milligr.).

La température atteint son maximum à 6 heures du soir (39°5), soit élévation de 2° en 9 heures. Dyspnée légère et lassitude.

Crachats = 13 gr.

14 et 15 janvier. La température est normale, sauf une élévation vers 3 heures de l'après-midi (38°3 à 39°). Crachats = 4 à 12 gr.

16 janvier. A 9 heures du matin, t^e = 37°9. **7e injection** (3 milligr. 1/2).

A minuit, soit en 9 heures, 1°1 d'élévation (39°).

Crachats = 12 gr. Poids = 47 kil.

17 et 18 janvier. La température est normale, sauf un écart à 38°5.

Crachats = 3 à 5 gr.

19 janvier. A 9 heures dn matin, t^e = 37° 8. **8e injection** (4 milligr.)

L'élévation est de 0°9 en 9 heures, c'est-à-dire à 6 heures du soir = 38°7.

La réaction locale paraît plus intense : dyspnée plus considérable, toux marquée. Crachats = 10 gr.

20 janvier. Quintes de toux très pénibles. Le souffle et les râles crépitants sont très nets au sommet droit en arrière. Crachats = 15 gr.

La température est normale (37° à 38°).

20 au 29 janvier. Les quintes de toux continuent. Les

crachats sont peu abondants (3 à 9 gr.). Le sommet droit est rempli de râles fins qu'on entend sans faire tousser la malade. Le souffle est pour la première fois très net au sommet *gauche*.

Depuis le 25 janvier, la température ne descend que bien rarement au-dessous de 38° ; elle oscille entre 38° et 39°, atteignant quelquefois 39°, comme elle oscillait autrefois entre 37° et 38°. A partir de maintenant, le température ne sera jamais normale.

On cesse les injections.

29 janvier au 10 février. Dyspnée le soir. Quintes de toux très pénibles et longues.

L'expectoration, toujours purulente, se maintient entre 4 et 10 gr.

Poids = 46 kil. 800.

La température est constamment, matin et soir, entre 38° et 39°.

Le sommet droit est réellement mat, et présente un souffle et des râles crépitants de plus en plus nets.

Le sommet gauche est moins sonore que normalement et est le siège d'un souffle manifeste.

10 au 20 février. L'état général est toujours le même, la malade se plaint de plus en plus de toux quinteuse et pénible.

La température monte progressivement pour osciller maintenant autour de 39°.

L'oppression est très manifeste surtout la nuit.

Les signes stéthoscopiques sont de plus en plus nets. Le murmure vésiculaire commence à être très obscur au sommet droit *en avant*. Les crachats sont maintenant abondants, le crachoir est au quart plein de mucus avec des îlots purulents nummulaires qui fourmillent de bacilles.

La malade se plaint de perdre l'appétit et de respirer très difficilement à certains moments.

20 février au 15 mars. La toux, l'oppression, la perte de l'appétit augmentent.

La température a pris brusquement depuis le 20 février une allure nouvelle. Type inverse à peu près constant. Le matin la température monte à 40° ou même à 40°5 pour retomber le soir à 38°5 environ. Depuis quarante-huit heures elle est tombée à 38°, grâce à trois grammes d'antipyrine. L'établissement de ce type inverse a été précédé d'un gros frisson. Ces frissons se renouvellent fréquemment.

Le sommet droit est mat; en avant : râles crépitants secs; en arrière : souffle et râles crépitants devenant humides dès qu'on fait tousser.

Le sommet gauche est le siège d'un souffle et de quelques râles crépitants.

L'expectoration est abondante, l'appétit très diminué.

16 mars. A droite, en arrière : matité très nette, râles humides respiratoires dans les fosses sus et sous-épineuses, expiration prolongée et soufflante dans la fosse sus-épineuse. En avant : matité très nette, double souffle avec gros râles. Vibrations augmentées, bronchophonie aphone.

A gauche, en arrière : submatité et expiration nettement soufflante. En avant : souffle très net.

30 avril. Sort. Faiblesse considérable, ne peut plus se lever, ne dort pas; tousse continuellement; dyspnée très marquée. R. = 40. Face rouge congestionnée.

Signes cavitaires au sommet droit et gros râles dans toute la hauteur du poumon droit.

A gauche : respiration rude au sommet avec souffle, gros râles dans toute la hauteur.

Poids = 43 kil. 500.

En résumé : malade de 20 ans, avec excellent état général et lésion tellement subtile au début que seul l'examen d'un crachat a pu établir nettement le diagnostic, complètement apyrétique.

8 injections en vingt-deux jours, soit *18 milligr.*

La malade se ressent peu ou pas de chaque injection; la réaction de la température est peu considérable, n'ayant dépassé un degré que deux fois, et n'ayant jamais dépassé deux degrés.

Dès la cinquième injection, c'est-à-dire *dès 7 milligr. 1/2*, la dyspnée, la toux apparaissent, les signes locaux s'étendent à droite, apparaissent à gauche. La température monte progressivement pour ne plus jamais retomber à la normale, elle finit par s'établir en type inverse, dépassant 40° le matin.

L'urée a eu de la tendance à diminuer.

(Voir les tracés de la température et de l'urée.)

CONCLUSION

Aggravation énorme de l'état général.

Etablissement d'une fièvre intense, continue.

Dissémination et augmentation des lésions pulmonaires.

OBSERVATION II

Tuberculose pulmonaire limitée, apyrétique, chez un homme robuste. — 6 injections (10 milligr.). — Dissémination immédiate des lésions. — Fièvre continue. — Aggravation considérable.

Salle Saint-Augustin, n° 3. — P... Marius, 33 ans, jardinier.

Aucun antécédent tuberculeux dans sa famille, sauf peut-être un oncle mort à 44 ans en toussant.

Excellente santé habituelle.

Il y a 3 ans : refroidissement qui occasionna une toux persistante qui n'a jamais cessé depuis sans toutefois obliger le malade à s'aliter. A cette époque, a couché pendant 9 mois avec un jeune homme qui toussait, ne sait pas ce qu'il est devenu ; donc contagion possible.

Il y a un an : influenza pendant 15 jours ; la toux augmente alors de fréquence et d'intensité.

Depuis 5 mois maigrit, perd ses forces et transpire la nuit.

Il y a 4 mois : hémoptysies. L'expectoration a apparu il y a 3 mois. Depuis 8 jours a cessé tout travail.

Entré à Saint-Augustin le *19 novembre 1890*. A ce moment : bon état général, musculature encore puissante, mais oppression après un effort ; toux, surtout le soir ; sueurs nocturnes. Vomit quelquefois après ses quintes de toux. Appétit diminué mais encore suffisant. Pas de point de côté. Crachats de bronchite avec quelques îlots purulents, contenant un nombre moyen de bacilles.

A l'examen du thorax : périmètre thoracique à 2 centimètres au-dessus du mamelon = 92^{cm}, les deux côtés étant égaux.

La percussion dénote de la submatité du poumon gauche dans le 1/3 supérieur.

A l'auscultation. En arrière à droite : au sommet, respiration rude avec expiration très légèrement soufflante, dans le reste normal sauf quelques sifflements de bronchite. — A gauche : au sommet, dans la fosse sus-épineuse, râles piaulants, sibilants et muqueux, fixes, descendant jusqu'à la pointe de l'omoplate ; à la base quelques râles sibilants. — En avant : expiration rude et prolongée au sommet gauche.

En somme : lésions tuberculeuses manifestes du tiers supérieur du poumon gauche, légère induration du sommet droit.

La voix n'est pas rauque, bien que le malade la trouve plus voilée depuis un an.

Le cœur et tous les autres organes sont sains.

Poids = 70 kil. 500 ; pesait 77 kil. avant de tousser.

Urines : Q. = 1.000^{cc}. Urée = 10 gr. 50. Pas d'albumine.

La température oscille entre 37 et 38°.

11 décembre 1890. A 9 heures du matin : **1re injection** (1/2 milligr.).

Pas de réaction générale ; pas d'élévation de température.

12 décembre. Aucune modification de l'état général ou local.

La température est descendue à 36°9 à 3 heures du matin.

13 décembre, à 9 heures du matin : t° = 37°8. **2e injection** (1 milligr.).

Aucune réaction ; la température monte à 38°1 à 6 heures du soir.

14 décembre. Les râles du sommet gauche sont plus éclatants ; la respiration est un peu plus soufflante au sommet droit.

Pas de modification de l'expectoration. La température se maintient au-dessus de 38 degrés de midi à 9 heures du soir, sans dépasser 38°4.

15 décembre. A 9 heures du matin, t° = 37°9. **3e injection** (1 milligr. 1/2).

La température monte progressivement en 12 heures à 39°7.

Oppression très vive ; courbature ; douleur dans le cou de pied au *niveau d'une ancienne entorse.*

16 décembre. La température est retombée à la normale dès 3 heures du matin ; elle remonte à 38°3 à 6 heures du soir.

A mal dormi ; expectoration extrêmement abondante, d'aspect albumineux et spumeux. Les signes stéthoscopiques du sommet gauche ont peu varié, mais le poumon droit est plein du haut en bas de râles sonores et humides, qui sont nombreux également sous l'aisselle droite et existent en avant sous la clavicule.

17 et 18 décembre. L'oppression a disparu, l'expectoration est redevenue normale, mais les râles humides persistent dans le poumon droit. La température n'atteint pas 38°.

19 décembre. A 9 heures du matin : t° = 37° 8. **4e injection** (2 milligr.). A 6 heures du soir : t° = 39° pour retomber à minuit à la normale.

20 décembre. La réaction a été moins violente que la

précédente, quoique de même nature : courbature, agitation ; oppression peu considérable. Expectoration mousseuse moins abondante qu'à l'injection précédente. Beaucoup d'urates dans les urines. Tout le poumon droit est rempli de râles humides.

Température normale sauf de 9 heures à minuit = 38°4.

22 décembre. A 9 heures du matin : t° = 37°3. **5e injection** (2 milligr. 1/2). Réaction très faible. La température ne monte qu'à 38°4 (9 heures du soir). Simplement un peu de toux et d'oppression.

23 au 28 décembre. La température se maintient entre 37 et 38°, sauf quelquefois le soir (38°4) ; elle descend deux ou trois fois au-dessous de 37°. L'état général est bon, mais les râles du poumon droit sont plus fixes et plus sonores.

29 décembre. A 9 heures du matin : t° = 37°2. **6e injection** (2 milligr. 1/2). Pas de réaction.

30 décembre. La température qui était restée normale, atteint ce matin, soit 24 heures après l'injection, 38°. Les râles sont de plus en plus fixes et nombreux à droite. Submatité très nette du sommet droit.

1er janvier 1891. On cesse les injections en raison de l'extension des lésions du poumon droit. Malgré cela, céphalalgie, courbature ; toux continuelle, expectoration très abondante (3 crachoirs par jour). Inappétence absolue. Le soir la température atteint 39°.

4 au 13 janvier. Tous les symptômes précédents persistent ; la fièvre est intense et continuelle ; la température dépasse presque constamment 39° et atteint quelquefois 40°5.

13 au 19 janvier. La température est progressivement redescendue à la normale, grâce à 2 gr. d'antipyrine. Pendant cette période de rémission, le souffle et les râles persistent dans la moitié supérieure du poumon droit ; à gauche, extension des lésions à tout le poumon ; nombreux râles muqueux au tiers moyen, diminution notable du murmure à la base.

19 à 28 janvier. L'antipyrine ayant été cessée, la tempature remonte progressivement par grandes oscillations, au-dessus de 40° (39° le matin, 40°4 le soir).

Quintes de toux continuelles. Oppression extrêmement vive le soir. Expectoration très abondante.

Le 23 janvier : poids = 67 kilog. 300, soit une diminution de 3 kilog. depuis le commencement du traitement.

28 janvier au 4 février. 2 gr. d'antipyrine par jour font redescendre la température à la normale. Les autres signes persistent avec une légère amélioration.

4 au 12 février. La température, après cessation de l'antipyrine, remonte progressivement et atteint jusqu'à 40°9. La toux, l'oppression sont très considérables.

12 février au 15 mars. La température redescend progressivement à la normale dès qu'on administre de l'antipyrine, pour remonter au-dessus de 39° dès qu'on cesse ce médicament.

A gauche : au sommet, souffle et râles humides inspiratoires et expiratoires en avant et en arrière ; à la base, nombreux râles humides.

A droite : au sommet en arrière, diminution de l'expansion vésiculaire, râles muqueux inspiratoires et expiratoires, expiration soufflante. 1/3 moyen : râles sibilants. Base normale. Poids = 67 kilog. 500.

Sort le 6 avril 1891.

(Voir le tracé de la température.)

En résumé, ce malade présentait au début du traitement une lésion assez avancée (2e degré) de son sommet gauche et une légère induration du sommet droit ; un excellent état général avec absence de fièvre.

Il a reçu *6 injections, soit 10 milligrammes* de liquide de Koch en dix huit jours.

Il n'a pas eu de réaction notable avant la troisième injection, mais a réagi très vivement à la troisième et à la quatrième (température, état général, toux, oppression, expectoration). Ces deux réactions se sont produites douze heures après l'injection. Les cinquième et sixième injections n'ont eu aucun effet appréciable.

Dès la deuxième injection, l'auscultation a révélé l'extension des râles dans le poumon droit qui était à peu près sain au commencement du traitement, ceux du poumon gauche ont notablement augmenté.

A dater de la sixième injection, 29 décembre, la fièvre d'intermittente qu'elle était, ne s'accusant qu'après les injections, devient continue. Elle ne diminue que sous l'influence de l'antipyrine.

En un mois le malade a perdu 3 kilos et ne présente qu'un seul point sain dans ses deux poumons, qui est la base droite.

CONCLUSION

Aggravation très considérable de l'état général.
Amaigrissement.
Etablissement d'une fièvre intense continue.
Dissémination et augmentation des lésions pulmonaires.

OBSERVATION III

Fibrose et Emphysème pulmonaire. — Tuberculose à marche lente. — 8 injections (18 millig.). — Extension immédiate des lésions. — Fièvre continue. — Mort en 50 jours.

SALLE SAINT-AUGUSTIN, n° 12.— B... Jean-Baptiste, 34 ans. Dans ses antécédents on retrouve un frère mort de la poitrine à 28 ans.

Dit avoir eu une méningite à 1 an. Syphilis à l'âge de 21 ans. Pas d'alcoolisme.

Dès l'âge de 25 ans, tousse continuellement. Se marie à 27 ans. Un an après, c'est-à-dire il y a 6 ans, le diagnostic tuberculose pulmonaire est porté. Depuis cette époque a consulté de nombreuses célébrités médicales et autres ; a fait des stations au Mont-Dore, à Wissembourg, à Davos, à Winis, à Seevis, etc..., etc... ; s'est fait faire récemment 945 injections par le docteur Mathieu (d'Estissac), et 2 injections de cyanure d'or par un rival de ce dernier.

Depuis un an 1/2 a cessé tout travail.

Il y a 2 ans 1/2 : hémoptysie ; 3 autres depuis cette époque, soit 4 en tout peu abondantes.

Il y a 15 mois, s'alite pendant 6 semaines, atteint par l'influenza, qui aggrave notablement son état.

Sauf cet accident, n'a jamais gardé le lit.

Entré à Saint-Augustin le 23 décembre 1890. Bon état général. Digestions excellentes. Ne vomit jamais, pas de diarrhée. Pas de sueurs nocturnes. Pèse 51 kil. 500 ; dit avoir pesé 60 kil. Légèrement oppressé lorsqu'il marche. Ne tousse pas. Quelques crachats nummulaires typiques nageant dans une sérosité claire assez abondante.

Le thorax est globuleux et très sonore aux bases ; l'emphysème est à ce niveau très marqué. Matité des deux sommets. A gauche, en avant et en arrière : gros râles humides perceptibles surtout quand on fait tousser le malade. Dans le tiers moyen : quelques frottements. A la base : quelques sibilances. A droite, au sommet : quelques craquements, en arrière ; inspiration soufflante, surtout en avant ; pectoriloquie aphone au sommet. Submatité à ce niveau. Donc : caverne du volume d'un œuf de pigeon au sommet gauche et lésions moins avancées du sommet droit ; signes de sclérose et d'emphysème expliquant la marche chronique de la tuberculose des poumons.

Rien au cœur ni aux autres organes.

Urines : 8 à 900^{cc} ; urée = 23 gr. ; ni sucre ni albumine.

Crachats = 70 gr. : bacilles assez nombreux.

La température qui est habituellement normale présente depuis 3 ou 4 jours de grandes oscillations : 37°5 le matin, 39°3 le soir.

29 décembre. A 3 h. 1/2 du soir, t^{e} = 38°8. **1re injection** (1/2 millig.).

30 décembre. Rien de particulier au point de vue de la température qui s'est maintenue toute la nuit au-dessous de 38° et qui remonte le soir, soit 24 heures après l'injection, à 38°4 seulement. Les crachats qui étaient nummulaires, bien séparés les uns des autres, sont maintenant fondus ensemble avec quelques stries sanguines (77 gr.). Les urines sont plus rouges et présentent un dépôt considérable.

31 décembre. La température a été abaissée par la première injection. Elle se maintient entre 37° et 38°. Le souffle du sommet droit a augmenté et on y entend des râles humides qui n'existaient pas; ils sont très nets en avant. A gauche : gros râles humides dans toute la hauteur du poumon. L'urée totale tombe à 3 gr. Crachats = 73 gr.

A 9 h. du matin, t° = 37,5. **2e injection** (1 millig.).

1er janvier 1891. La température est montée en 9 heures à 39°5 pour retomber bientôt à 38° L'urée totale tombe à 2 gr. Crachats = 54 gr.

2 janvier. A 9 heures du matin, te = 37°7. **3e injection.** (1 millig. 1/2). Neuf heures après te = 39,3.

4 janvier. La température se maintient autour de 38°. Crachats = 34 gr. Urée = 9 gr.

5 janvier. A 9 heures du matin, te = 37,5. **4e injection.** (2 millig.).

La température monte, à 9 h., à 39,6.

6 au 10 janvier. La température oscille entre 37°1 et 38°4, sauf une élévation de 39° le 9 janvier.

Les crachats oscillent entre 34 et 75 gr. L'urée entre 5 et 15 gr.

10 janvier, à neuf heures du matin, te = 37°6. **5e injection** (2 millig. 1/2). La température monte à neuf heures à 40° pour redescendre rapidement à la normale. Se plaint d'avoir ressenti une réaction énergique. Crachats = 62 gr. Urée = 8.

11 et 12 janvier. La température, normale le matin, atteint 39°6 le soir.

13 janvier, à neuf heures du matin, te = 37°7. **6e injec-**

tion (3 milligr.). La température monte à neuf heures à 40°. Dyspnée excessive; douleurs au point inoculé; sueurs profuses font leur apparition. Crachats diffluents = 60 gr.

14 et 15 janvier. La température dépasse le plus souvent 39° pour retomber de temps en temps à la normale.

16 janvier, à neuf heures du matin, t° = 38°. **7° injection** (3 milligr. 1/2). Violente réaction. La température monte en sept heures à 40°1.

Vomissements; sueurs; délire; dyspnée considérable.

17 et 18 janvier. La température normale le matin dépasse 39° le soir.

Uréé = 10 à 13 gr. Crachats = 50 à 60 gr. Poids = 51 kil. 500.

19 janvier. A neuf heures du matin. t° = 37°1. **8° injection** (4 milligr.). Violente réaction. En neuf heures, la température s'élève à 40°4. Dyspnée, sueurs, vomissements. Etat général médiocre. On décide la cessation des injections.

20 janvier. Les signes stéthoscopiques dénotent une extension des râles humides dans tout le poumon gauche, et la présence des râles humides dans les deux tiers supérieurs du poumon droit.

Crachats = 49 gr. Urée totale = 10 gr. Poids = 49 kil. 500, soit un amaigrissement de 2 kil.

21 au 28 janvier. Alternatives de bien et de mal. Presque tous les soirs la température dépasse 39° et la dyspnée est intense. La digestion se fait mal, l'amaigrissement est rapide, l'état général médiocre. Les crachats toujours diffluents et quelquefois teintés de sang, oscillent entre 45 et 65 gr. L'urée totale oscille autour de 10 gr.

29 janvier au 2 février. L'urée totale baisse à 5 ou 6 gr. Les crachats dépassent 100 gr. Les vomissements sont continuels, l'affaiblissement progressif. Malgré 4 gr. d'antipyrine, la température dépasse 40° tous les soirs.

2 au 10 février. Malgré l'antipyrine (4 gr.), la température du soir dépasse le plus souvent 40°. Le malade ne peut plus supporter aucune nourriture et sort de l'hôpital agonisant le 10 février.

A sa sortie, on constate que le poumon gauche est rempli du haut en bas de gros râles muqueux et que le poumon droit est dans toute sa hauteur le siège d'un souffle intense, et de nombreux râles crépitants devenant humides par la toux.

20 février. Meurt chez lui. Autopsie impossible.

(Voir le tracé de la température et de l'urée.)

En résumé : ce malade était atteint depuis six ans d'une tuberculose à marche extrêmement lente probablement en raison de l'emphysème pulmonaire; il avait résisté à tous les traitements, ne s'était jamais alité ; n'avait pas de fièvre ; c'était un homme encore robuste, dont les lésions pulmonaires tendaient plutôt à se circonscrire qu'à s'étendre. Il a reçu huit injections en 21 jours, soit 18 milligr. de liquide de Koch. La réaction fébrile et la modification de l'état général n'est manifestement apparu qu'à partir de la 5e injection (2 milligr. 1/2). Mais dès la première, l'expectoration s'est modifiée et les signes stéthoscopiques se sont disséminés dans toute la hauteur du poumon gauche et une notable partie du poumon droit.

Les trois dernières injections ont amené une réaction tellement violente que la vie du malade était chaque fois en danger.

A partir de cette époque, une fièvre intense à grandes oscillations, continue, s'est établie sans que l'antipyrine puisse en avoir raison; l'amaigrissement a été rapide (2 kil. en 10 jours : 17 à 27 janvier). L'alimentation est devenue impossible, et 50 jours après le début du traitement, le malade mourait avec une dissémination de ses lésions du haut en bas de ses deux poumons.

CONCLUSION

Mort en 50 jours d'un homme vigoureux dont la lésion, très limitée, avait une marche lente.

OBSERVATION IV

Mal de Pott apyrétique. — 3 injections (3 milligr.). — Fièvre continue. — Généralisation tuberculeuse. — Mort en deux mois et demi.

Salle Saint-Augustin, n° 45. — J... Félix, 31 ans, cultivateur.

Pas d'antécédents tuberculeux. Pas de syphilis.

Il y a six ans, étant militaire : pleurésie gauche, guérie en 33 jours sans ponction. Depuis lors, ne s'est jamais bien porté.

Il y a quatre ans : premier abcès à la cuisse droite, suivi de plusieurs autres.

Il y a un an : s'aperçoit d'une gibbosité de sa colonne, ressent des douleurs en ceinture et ne se relève que difficilement lorsqu'il est courbé. Cesse tout travail.

Entre à Saint-Augustin le *6 janvier 1891*.

Marche difficilement, parce que le moindre faux pas lui réveille des douleurs en ceinture.

A l'examen : pas d'aplatissement du thorax du côté de sa pleurésie. Gibbosité très nette allant de la 7e vertèbre dorsale à la 1re lombaire. La 6e vertèbre dorsale est douloureuse à la pression. Les 1res vertèbres lombaires sont le siège d'un enfoncement. La partie supérieure du corps est légèrement penchée en avant.

Au niveau de la cuisse et de la hanche droite, toute une série de cicatrices dures, violacées, simplement cutanées. Une cependant au niveau du grand trochanter paraît-être adhérente à l'os. D'autres cicatrices semblables à la cuisse et au mollet gauche. Ces sont les traces des abcès qu'il a eu il y a quatre ans.

Pas d'emphysème. Rien à la percussion du thorax, sauf

peut-être une légère submatité au sommet gauche. L'inspiration est un peu plus courte et plus faible au sommet gauche qu'au droit.

Rien en avant ni à droite. Ne tousse pas, ne crache pas, Jamais d'hémoptysies. Rien aux organes viscéraux.

Pèse 48 kil. 250. Le malade prétend avoir pesé 70 kil.

La température oscille entre 37° et 38°, dépassant quelquefois 38° le soir, ayant même une fois dépassé 39° (examen pendant 8 jours).

Les urines examinées pendant 8 jours varient comme quantité entre 600 et 1000cc, et comme urée totale entre 3 gr. 5 et 20 gr.. Un jour, 5 gr. de crachats ne contenant par de bacilles.

13 janvier. Le malade est mis dans une grande gouttière Bonnet. A 9 heures du matin, t° = 37°4. **1re injection** (1/2 milligr.).

En 9 heures, la température monte à 39°4 et se maintient au-dessus de 38° jusqu'au 16. A déliré pendant la nuit du 13 au 14. Accuse un mal de tête très violent. ; ne tousse pas, ne crache pas. Pas de modification locale de ses cicatrices ou de la gibbosité.

16 janvier. A 9 heures du matin, t° = 37°3. **2e injection** (1 milligr.). La température ne monte que de 1°3 (38°6) mais la céphalalgie, qui n'avait pas complètement disparu, devient extrêmement violente : Courbatures ; douleurs généralisées ; délire ; dyspnée ; ne tousse pas ; ne crache pas.

17 et 18 janvier. Ces symptômes s'amendent progressivement, pendant que la température oscille autour de 38°. Une légère céphalalgie persiste.

19 janvier. A 9 heures du matin, t° = 37°5. **3e injection** (1 milligr. 1/2). En 9 heures, la température monte à 39°. Céphalalgie très violente qui persiste plusieurs jours. Pas de vomissements. Pouls régulier. On cesse les injections en présence des phénomènes céphaliques.

Dès le *24 janvier*, la température s'établit entre 38° et

39°, dépassant quelquefois 39°. La céphalalgie s'amende sans jamais disparaître complètement

Ne tousse pas, mais expectore de temps en temps 3 ou 4 gr. de crachats sans bacilles.

15 mars. Depuis quelques jours, le malade se plaint de nouveau de céphalalgie assez intense. Il tousse, est oppressé. Douleurs frontales intolérables, occupant toute la tête, la nuque, le front, augmentées par les mouvements, la lumière, la toux ; se tient les yeux fermés.

La température oscille autour de 39°, malgré 1 gr. 50 d'antipyrine.

Poumon droit : Rien à la percussion.

En arrière, fosse sus-épineuse : diminution de l'expansion vésiculaire.

Fosse sous-épineuse en dehors : râles muqueux constants.

Partie inférieure : râles muqueux abondants.

Poumon gauche : En arrière, au sommet : Mouvement vésiculaire affaibli, un peu d'expiration soufflante.

Râles muqueux dans la fosse sous-épineuse et à la base.

Crachats, ne contiennent pas de bacilles.

26 mars. Depuis plusieurs jours, la céphalalgie paraît augmenter.

Depuis hier soir : délire intense ; mord ses couvertures; mâchonnement continuel, nausées, efforts de vomissements.

La face est rouge : les pupilles sont moyennement dilatées, égales. Le malade se passe fréquemment les mains sur le front. Température : 39°2.

27 mars. Le délire continue ; contracture de la mâchoire inférieure. Pupilles extrêmement dilatées, on ne voit presque plus d'iris. La température se maintient au-dessus de 38°5.

28 mars. Délire intense. Pupilles dilatées. Mâchonnement. Douleurs musculaires très vives ; il souffre, crie et se défend au moindre contact, surtout lorsqu'on lui touche les cuisses.

Rétention d'urine avec incontinence par regorgement.

Température : 39°9 le matin; et le soir : 40°2.

Mort à 11 heures du soir.

(Voir le tracé de la température et de l'urée.)

Autopsie le 30 mars 1891, à 7 heures du matin. Aspect général : météorisme marqué.

Thorax. Adhérences très nombreuses des deux plèvres qui se laissent néanmoins facilement décoller sans déchirer les poumons. Pas de liquide pleural.

Les deux *poumons* sont rouges, congestionnés avec un semis granuleux très apparent et facile à sentir au palper. A la coupe : semis de granulations grises extrêmement confluentes, se détachant au sommet sur un fond rose carmin et à la base, où la moindre pression fait sourdre du sang de tous côtés, sur un fond d'un noir intense. La plèvre viscérale est légèrement adhérente anx poumons, et recouverte, de ce côté, de nombreuses granulations tuberculeuses assez volumineuses.

A la base des poumons, la congestion est intense et les granulations un peu plus petites, plus rares, moins saillantes.

Les sommets ne présentent pas trace de lésions tuberculeuses anciennes.

Poumon droit pèse 455 gr.

Poumon gauche pèse 445 gr.

Les ganglions péribronchiques ne sont pas augmentés de volume et ne présentent rien de spécial à la coupe.

Le *cœur* pèse 234 gr. vidé et dépouillé des vaisseaux; volume normal. Rien au péricarde ni aux valvules. Muscle sain, très beau.

Abdomen. Rate : pèse 215 gr.; rien à l'aspect extérieur, pas de tuberculose apparente avec la capsule, mais à la coupe : semis de petites granulations grises extrêmement fines, faisant saillies sur un fond rouge noir.

Foie : pèse 1,240 gr. On aperçoit déjà très nettement un semis tuberculeux sous la capsule. A la coupe : multitude de petites granulations blanches, microscopiques.

Reins : Droit pèse 145 gr.; gauche : 140 gr. se décorticant assez difficilement, mais la substance corticale a ses dimensions normales, légèrement décolorée ; les calices et bassinets sont légèrement dilatés. Sur tous deux on aperçoit en un point de la substance corticale deux petites granulations dures qui sont très probablement tuberculeuses.

Péritoine : Rien, ni à l'intestin, ni aux ganglions mésentériques.

Colonne vertébrale : Incurvation très nette de la colonne lombaire à convexité antérieure.

De chaque côté : un vaste abcès par congestion descend dans la gaîne du psoas et remontant le long de la colonne jusqu'aux vertèbres *cervicales;* pas de membrane enveloppante, c'est du pus de formation récente, qui a fusé en hauteur aussi bien que dans la gaîne du psoas en raison du décubitus rigoureux imposé au malade pendant tout le traitement.

La gibbosité fendue longitudinalement montre l'absence d'écrasement des corps vertébraux ; on ne trouve que quelques petits foyers tuberculeux paraissant presque enkystés, entourés d'un peu d'infiltration tuberculeuse ; voilà toute la lésion qu'avait le malade avant le traitement.

La moelle est intacte.

Cerveau : Congestion anormale de la boîte crânienne sur la ligne médiane au niveau des lobes occipitaux.

Pas d'adhérences des méninges sur la face convexe.

A la base : exsudat séro-purulent peu abondant ; tous les vaisseaux sont entourés d'une sorte d'atmosphère grumuleuse ; il ne semble pas qu'il y ait de granulation tuberculeuse à ce niveau, spécialement autour de l'artère basilaire.

Sur la face postérieure du cervelet, à l'extrémité du vermis, occupant toute sa largeur, infiltration verdâtre, purulente adhérente aux méninges qui à ce niveau ne peuvent être détachées de la substance cérébelleuse ; elles sont très épaisses, très vivement injectées et présentent un fin semis de granulations tuberculeuses.

A la coupe : la substance cérébelleuse est absolument intacte.

Le long de deux arcades sylviennes : les méninges ainsi que celles qui entourent toutes les branches secondaires des sylviennes renferment un semis très abondant de granulations tuberculeuses. Dans ces régions les méninges sont adhérentes, mais peuvent être décortiquées.

Dilatation considérable des deux ventricules latéraux qui sont pleins d'un liquide soumis à une forte tension.

Rien à la section des lobes cérébraux.

CONCLUSION

Chez un homme présentant une gibbosité vertébrale comme seul signe de tuberculose, généralisation immédiate et mort en 2 mois et demi à la suite de trois injections contenant en tout 3 milligr. de tuberculine.

Tels sont les faits que nous avons observés ; non seulement ils ne sont pas encourageants, ils sont désastreux.

Ainsi que vous venez de le voir, par les observations qui ont été prises avec beaucoup de soin par notre interne, M. Courmont, nos malades représentaient assez bien les trois types de la phtisie, qu'on est convenu de désigner sous le nom de phtisies au 1er, au 2e et au 3e degrés ; le 4e était une tuberculose locale, il n'a pas été le moins instructif.

Les conditions spéciales dans lesquelles ils se trouvaient, en faisaient des phtisiques, sinon certainement curables, mais des phtisiques à longue survie.

Le premier, à peine touché ;

Le second, avec une lésion plus avancée, mais très nettement limitée au tiers supérieur du poumon ;

Le troisième, avec des signes cavitaires, c'est vrai, mais avec des lésions circonscrites aux sommets, combinées avec de l'emphysème et de la sclérose pulmonaire ; très peu d'expectoration, pas de fièvre continue, de l'appétit, un bon moral, supportant, malgré l'ancienneté de ses lésions, gaillardement et même gaiement la maladie dont il souffrait.

Le quatrième enfin, avec une lésion osseuse de la colonne vertébrale, d'anciennes cicatrices de gommes tuberculeuses de la peau, sans lésions appréciables dans les poumons; vous avez vu ce que la lymphe a fait de ce malheureux : réveil, avec suppuration abondante de sa lésion osseuse et poussée de granulations tuberculeuses suraiguë, dans foie, rate, poumons, avec signes de congestion intense sur tous ces organes.

Chez tous ces malades, malgré les conditions relativement favorables dans lesquelles ils se trouvaient, la maladie, sous l'influence des injections de la lymphe de Koch, a pris tout à coup et très rapidement les allures d'une tuberculose aiguë.

Rarement je puis dire, même à la suite de causes telles que des maladies aiguës intercurrentes, la puerpéralité, le surmenage, les privations, il m'a été donné d'assister à des évolutions aussi foudroyantes de la tuberculose.

Un fait aussi nous a frappé dans les observations de

nos malades, c'est l'abaissement constant et très marqué du taux de l'urée.

Sans vouloir généraliser ce que nous avons observé à ce sujet chez tous nos malades, peut-être est-il permis de se demander, rapprochant ce fait de la diminution de l'hémoglobine constatée au spectroscope par le Dr Hénoque, si les échanges cellulaires ne seraient pas suspendus, ou du moins très notablement modifiés, par l'action de cet agent d'une rare toxicité, puisqu'il agit à des doses inférieures à celles qui règlent l'activité des poisons les plus subtils.

Je viens de vous dire, les résultats que nous avons observés chez nos phtisiques traités par la lymphe de Koch, si nous rapprochons ces faits de ce qui a été vu ailleurs, en Belgique, en Autriche, en Italie, en Espagne, en Amérique, ils n'ont rien d'exceptionnel, on peut dire qu'ils confirment la règle.

Ceux qui ont traité, à l'aide de cette lymphe, d'autres lésions de la tuberculose osseuse ou cutanée, ont-ils été plus heureux ?

Parcourez toutes les publications qui ont été faites à ce sujet, et vous verrez combien sont rares les faits authentiques de guérison vraie et surtout durable.

Tout ce que je puis vous dire, après les essais que j'ai fait devant vous de la lymphe de Koch, appliquée au traitement de la tuberculose, c'est que, non seulement elle ne guérit pas, mais qu'elle donne à la maladie une marche suraiguë tout à fait exceptionnelle. A l'heure qu'il est, je me considérerais comme coupable si jamais je l'employais.

Ce que j'ai observé dans les quatre observations détaillées dont je viens de vous retracer l'histoire, me permet de m'associer complètement à l'opinion formulée par les médecins de l'hôpital Saint-Louis, à Paris, MM. Besnier, Fournier, Hallopeau, Quinquand, Tennesson et Vidal, réunis en commission pour étudier la lymphe de Koch.

« L'action de cette lymphe déroute, disent-ils, le clinicien le plus expérimenté ; elle a déterminé des accidents dans des organes qu'un examen très attentif avait fait trouver dans un état normal, et a causé de graves complications : endocardites, albuminuries, érysipèles, syncopes inquiétantes. »

M. le professeur Cornil qui, de son côté, a étudié l'action de cette lymphe, avec sa très haute compétence et une grande indépendance, cite des cas d'albuminurie et d'hémoglobinurie, et le docteur Hénoque, je vous l'ai dit, a constaté la diminution constante à l'examen spectroscopique de l'oxyhémoglobine du sang.

Tous ces faits cliniques trouvent leur explication dans les détails d'anatomie pathologique que nous possédons aujourd'hui, aussi bien que dans les résultats de l'expérimentation sur les animaux.

Virchow, dans une conférence faite à la société des médecins de Berlin, a exposé les résultats de 21 autopsies qu'il a faites sur des sujets morts après avoir été soumis au traitement du docteur Koch. Il a déclaré que les injections, après ce qu'il a vu, augmentent le nombre des bacilles en les faisant émigrer dans des parties du corps qui auparavant n'étaient pas atteintes, créant ainsi, en quelque sorte, une maladie nouvelle ; il ajoute que la lymphe détermine invariablement d'intenses hyperémies qui mettent en danger la vie du malade.

Tout aussi instructives sont les expériences faites sur les petits et les grands animaux.

M. le professeur Jaccoud et M. Dujardin-Beaumetz ont présenté dernièrement à l'Académie de médecine les résultats d'expériences faites sur des cobayes.

Quelques cobayes ont été traités par eux par la lymphe de Koch ; les uns ont été injectés à l'aide de la lymphe, avant l'inoculation de la tuberculose ; d'autres après ; d'autres n'ont pas été traités ; tous sont morts sans atténuation aucune des symptômes, et sans différence dans la durée de la survie. Moins heureux ont été nos malades, moins heureux aussi, paraît-il, sont les grands animaux. J'ai lu récemment que, dans une ferme impériale, en Russie, la lymphe avait été inoculée à 17 vaches qui toutes avaient plus ou moins rapidement succombé. Ce fait, que je vous donne tel que je l'ai lu, sans aucuns détails, sans pouvoir remonter à sa source, présente trop de lacunes pour que je puisse m'en servir pour appuyer la thèse que je défends. Je vais combler ces lacunes en vous citant les expériences faites sur des vaches par mon collègue M. le professeur Arloing.

Une première vache reconnue tuberculeuse à l'examen clinique, apyrétique, fut injectée en deux fois de 10 milligr. de tuberculine ; elle mourut en 4 jours avec un abaissement considérable de température (30°5) ; à l'autopsie, la plupart des masses tuberculeuses étaient entourées d'une zone intense de congestion et même en certains points d'un œdème considérable.

Une autre vache, également tuberculeuse, fut injectée pendant 17 jours et succomba 21 jours après la première injection; les réactions fébriles avaient été des plus irrégulières, soit dit en passant.

L'autopsie révéla les mêmes symptômes d'œdème et de congestion autour des masses tuberculeuses, mais en plus, une fine éruption de granulations grises, transparentes, très jeunes, dans les deux sommets pulmonaires qui étaient indemnes de toute lésion ancienne.

L'autopsie de cette vache n'est-elle pas calquée sur celle de notre malade de l'observation IV? c'est un superbe exemple de généralisation tuberculeuse à la suite du traitement par la tuberculine.

A ceux qui soutiendraient encore l'efficacité de ce remède, on peut répondre désormais que c'est un singulier remède.

On a dit aussi, que c'était un moyen de diagnostic; non, pas davantage; la fameuse réaction qui n'est que trop réelle, et qui devait servir à révéler l'existence des lésions tuberculeuses, n'est pas constante: on l'a constatée, chez des sujets qui n'étaient nullement tuberculeux, sur des syphilitiques, des eczémateux, des cancéreux; pas plus à ce point de vue, qu'au point de vue thérapeutique, le mystérieux liquide n'a donné les résultats qu'on avait annoncés.

Si ce n'est pas un remède contre la tuberculose, si ce n'est pas un élément de diagnostic, qu'est-ce donc? Un affreux toxique; très curieux par la puissance même de ses effets, intéressant peut-être à étudier dans des laboratoires, au point de vue biologique, mais qui, dès à présent, doit être impitoyablement proscrit de la thérapeutique de la tuberculose.

Voilà, Messieurs, ce que j'avais à vous dire du nouveau spécifique prôné récemment avec tant de tapage, contre la tuberculose.

Faut-il donc se décourager? et nous est-il défendu d'espérer, aujourd'hui que la nature de la tuberculose nous est bien connue, qu'un chercheur plus heureux, et, souhaitons-le, plus désintéressé, puisse, dans l'ordre d'idées que nous venons d'examiner, trouver un jour un remède capable d'atténuer, de guérir peut-être, une des plus redoutables maladies de l'humanité? Je ne le pense pas.

En attendant ce remède, je tiens à vous dire comment, à l'heure actuelle, je comprends le traitement de la phtisie pulmonaire et comment je désire vous le voir appliquer.

Et d'abord, la phtisie pulmonaire est-elle curable? Pendant longtemps, sous l'empire des idées de Laënnec, sur la nature et l'incurabilité de cette maladie, les boissons pectorales, les expectorants, les révulsifs, l'opium surtout, ont constitué tout l'arsenal thérapeutique de la médecine dans le traitement des malheureux poitrinaires; à quoi bon disait-on, puisque la maladie est incurable, fatiguer le phtisique de remèdes et de soins inutiles? Pourquoi lui imposer des privations sans compensation, des sacrifices sans résultats? Facilitons son expectoration, calmons sa toux, endormons sa douleur, voilà tout ce que la médecine savait dire : voilà tout ce que le médecin savait faire ; de là ce cercle restreint, plus nuisible peut-être encore que restreint, des ressources thérapeutique que je viens de vous indiquer.

La doctrine allemande de la dualité de la phtisie, en

établissant sur une erreur anatomique à côté de la phtisie tuberculeuse la phtisie caséeuse, et en admettant la curabilité de cette dernière, a rendu à la médecine un incontestable service ; elle l'a forcée à voir, le jour où l'identité de ces deux formes a été de nouveau proclamée, ce que les cicatrices, les résidus calcaires trouvés à l'autopsie dans les poumons d'individus succombant à un âge avancé, et à la suite d'autres maladies que la tuberculose, auraient dû lui apprendre depuis longtemps : la possibilité de la guérison de la phtisie pulmonaire.

Oui, la phtisie guérit, c'est là une conviction que j'ai depuis longtemps ; à une époque où il y avait quelque mérite à le faire, en 1864, au congrès de Lyon, à propos de la question de la curabilité de la phtisie pulmonaire, j'ai défendu cette idée, en me basant surtout sur l'anatomie pathologique, ainsi que sur certains faits que j'avais observés et qui m'avaient frappé. Depuis lors, cette conviction, n'a fait que s'affirmer davantage dans mon esprit, c'est elle que je tiens avant tout, à vous faire partager ; j'y tiens doublement, d'abord parce que c'est une vérité, et puis parce que la première condition, avant de tenter la cure de la phtisie, c'est d'être bien pénétré de sa possibilité. Cette croyance surtout, il la faut solide, obstinée dirais-je volontiers, afin de pouvoir sans peine y faire participer son malade, autant que pour se défendre soi-même, contre les déceptions et les insuccès que l'on pourrait avoir.

Le traitement de la phtisie est, en effet, toujours chose de longue haleine, semé à chaque instant de difficultés, souvent de périodes de découragement ; pour le mener à bien, c'est avec le temps, sur la variété et la multiplicité des moyens, sur la constance des efforts qu'il faut compter.

Ce qu'il faut surtout, et c'est pour cela que je vous recommande si souvent de vous habituer à la pratique de l'auscultation et à l'examen des crachats, c'est apprendre à reconnaître de bonne heure l'existence des lésions tuberculeuses des poumons.

Ces lésions guérissent d'autant mieux qu'elles sont plus limitées et moins avancées dans leur évolution, d'autant mieux aussi que le traitement est institué à une période plus rapprochée du début de la maladie, et qu'il est continué avec plus de persévérance.

Aujourd'hui encore, comme au temps de Laënnec, vous entendrez élever des doutes sur ces guérisons qui ne sont, vous dira-t-on, que des rémissions dans la marche d'une maladie qui ne guérit pas puisque, même dans les tissus cicatriciels et dans les produits crétacés de la tuberculose pulmonaire, on retrouve encore des bacilles parfaitement colorables, susceptibles de vivre et de se multiplier.

La constance de ce fait serait peut-être difficile à démontrer ; quand bien même elle ne le serait pas, vous m'avouerez que des rémissions qui durent des dix, douze, quinze et vingt ans, qui permettent à des malades de reprendre la vie commune, de s'occuper de leurs affaires, si elles ne sont pas au sens absolu du mot, des guérisons définitives et radicales, sont suffisantes cependant pour démontrer la réalité de la thèse que je soutiens : la curabilité de la phtisie pulmonaire.

Voici, en attendant la découverte d'un spécifique de la tuberculose, comment je comprends le traitement de la phtisie pulmonaire.

Ce dont vous devez vous préoccuper avant tout, c'est de faire manger vos malades ; qu'il s'agisse de tuberculose à l'état d'infiltration, à la période de ramollissement, ou en voie d'élimination, avant tout : veillez à l'alimentation. C'est grâce à une bonne alimentation, que l'organisme du phtisique se défendra contre l'extension des lésions tuberculeuses. Pour que cette alimentation soit possible : plus jamais de ces tisanes dites pectorales, plus de ces expectorants qui souvent amènent le dégoût et diminuent l'appétit ; surtout plus d'opium, l'opium constipe, diminue ou arrête les sécrétions de l'estomac ; presque fatalement le malade qui prend de l'opium, au bout de quelque temps, ne mange plus ou digère mal.

Quant au choix des aliments que vous aurez à prescrire, soyez larges, que votre malade mange, c'est là le point essentiel ; les régimes absolus ont le grand inconvénient de lasser vite et d'amener rapidement aussi, cet état d'anorexie qu'il vous faut à tout prix éviter ici. Dans les conseils que vous aurez à donner pour le choix des aliments, recommandez de préférence les aliments qui sous un petit volume nourrissent bien, le lait, les œufs, les viandes, les graisses, les poissons, les huîtres, les anchois, les sardines mêlées avec l'huile ou le beurre. Ne craignez pas l'usage, bien que ce ne soit pas un aliment parfait, de la gélatine, sous forme de bouillons concentrés, dans lesquels vous pouvez incorporer des substances variées et nutritives, comme légumes ; indiquez les légumes sucrés de préférence à ceux qui renferment une certaine quantité de potasse.

Quant aux boissons : du lait, du vin, de la bière, surtout des bières anglaises plus alcooliques que les nôtres, plus nourrissantes aussi à cause de la quantité et de la qualité de l'orge et du houblon qu'elles contiennent, le stout, le pale-ale, par exemple.

Tant que cette alimentation est possible et que grâce à elle le phtisique ne maigrit pas ou maigrit peu, vous pouvez vous en tenir là ; si l'appétit disparaît, et que les divers apéritifs que vous avez à votre disposition, demeurent sans effets, il vous reste les ressources de la suralimentation conseillée par Debove. Cette suralimentation a pour base de la poudre de viande desséchée, dont on fait prendre chaque jour de 150 à 200 grammes. Le lait soit pur ou salé, soit sous forme de Koumys et de Képhir, les jaunes d'œuf délayés avec du sucre dans de l'eau ou dans du vin de Madère, de Marsala, de Zucco, vous rendront aussi, avec la suralimentation et le gavage s'il le faut, d'incontestables services.

On a recommandé aux phtisiques l'usage de l'alcool, même de l'alcool à hautes doses. L'alcool est un aliment d'épargne, il agit sur la fièvre, peut-être comme nécrophytique, sûrement comme sclérosant, facilitant ainsi la fibrose pulmonaire tuberculeuse, il produit à certaines doses une excitation passagère, plutôt bienfaisante que dangereuse ; sans en abuser, il faut savoir s'en servir.

A côté de l'alcool, certains médicaments, dits aliments d'épargne, sont souvent employés ; au nombre de ces aliments, dont la richesse en carbone et en hydrogène permet de fournir des matériaux aux combustions, diminuant d'autant l'usure des matières azotées, l'huile de foie de morue, la glycérine, figurent parmi les meilleurs. Le moyen le plus pratique de les administrer pour qu'ils n'amènent ni renvois ni dégoût, c'est de les faire prendre au commencement, et plus particulièrement avant le repas du matin.

De temps à autre, si le malade se lasse de l'usage régulier de l'huile de foie de morue ou de la glycérine, ces médicaments, surtout en été, peuvent être momentanément remplacés par la préparation suivante, recommandée par le professeur Grasset, de Montpellier :

Iodure de sodium................	10 gr.
Chlorure de sodium.............	40 gr.
Bromure de sodium.	20 gr.
Eau distillée...	500 gr.

Une à deux cuillerées avant les repas.

Parallèlement à ces divers produits dits aliments d'épargne, il convient de ranger certains médicaments tels que les phosphates, les chlorures, et spécialement la chlorure de sodium, qui agissent soit en comblant les pertes exagérées des tuberculeux en phosphates et en chlorures, soit comme reconstituants du sang, dont ils relèvent, le chlorure de sodium surtout, la richesse globulaire constamment abaissée.

L'arsenic, qui, lui aussi, est considéré comme un médicament d'épargne, agit sur la fièvre, sur la dyspepsie, il augmente la vitalité, réveille les fonctions et les circulations alanguies. On l'administre dans du lait le matin, dans de l'eau et du vin aux repas, sous forme de liqueurs arsenicales de Fowler ou autres, en injections hypodermiques, ou bien encore en envoyant les malades dans certaines stations minérales, telles que le Mont-Dore, Royat, la Bourboule. C'est un moyen qui, chez le tuberculeux arthritique et irritable, rend d'incontestables services. Il rentre, comme les médicaments proprement dits dont il me reste à vous parler, dans la catégorie de ces agents dits *nécrophytiques* qui tour à tour ont été recommandés dans le traitement de la phtisie pulmonaire.

A côté de l'arsenic, il faut ranger le soufre, auquel la plupart des eaux minérales qui ont été vantées contre la tuberculose, doivent une réputation justement méritée. Les Eaux-Bonnes, Cauterets, Luchon, dans les Pyrénées, plus près de nous, Allevard, St-Honoré-les-Bains, dans la Nièvre, pour ne parler que des plus connues, offrent au médecin toute une gamme de minéralisation et de thermalité, dont peuvent béneficier les phtisiques apyrétiques, ceux surtout chez lesquels, la tuberculose se complique de catarrhe habituel du côté de la muqueuse respiratoire.

L'iode, l'iodoforme trouveront leurs principales indications dans les formes torpides de la phtisie dite scrofuleuse. C'est dans ce cas également que les eaux chlorurées trouveront d'utiles applications.

On a beaucoup conseillé depuis quelques années, divers agents s'adressant directement à la lésion primitive de la phtisie, au tubercule, tels la terpine, l'eucalyptol, la créosote de hêtre, le gaïacol. Sans leur reconnaître, étant données les doses auxquelles on peut les administrer, d'action spécifique contre la tuberculose, il est certain, pour quelques-uns d'entre eux au moins, l'eucalyptol, la créosote, le gaïacol, par exemple, que combinés avec les moyens généraux dont je vous ai parlé, ils constituent d'utiles auxiliaires dans la thérapeutique de la phtisie. Le seul reproche qu'on peut leur faire, c'est de ne pas être facilement tolérés par l'estomac, aussi a-t-on songé, et c'est là une précaution qu'il ne faut pas oublier, soit à les associer à diverses substances telles que le tolu, l'huile de foie de morue, soit à les faire pénétrer dans l'organisme, en injections hypodermiques, dans de l'huile d'olive stérilisée.

A côté des diverses substances dont je viens de vous parler, destinées les unes à créer dans l'organisme des résistances à l'envahissement du tubercule, les autres de véritables atténuations dans l'activité des produits parasitaires, il importe de ne pas perdre de vue dans le traitement de la phtisie pulmonaire le milieu même dans lequel se sont développés les tubercules. Contre les états congestifs ou inflammatoires qui toujours existent, à des degrés variables dans des portions plus ou moins étendues des poumons, il convient d'opposer divers médicaments tels que la digitale, l'ipécacuanha, l'émétique à très petites doses, un ou deux centigrammes, dont l'action sur la circulation pulmonaire est aujourd'hui bien connue.

Les révulsifs, ventouses, vésicatoires, les pointes de feu surtout agissant dans le même sens, constitueront de précieux adjuvants dans la thérapeutique de la tuberculose pulmonaire. C'est à ces mêmes révulsifs que vous demanderez également le soulagement des douleurs parfois si vives de la pleurite ou de la névrite des tuberculeux.

La fièvre sera combattue avec l'antipyrine, le sulfate de quinine, la liqueur de Fowler en injection. Aux sueurs, vous opposerez le tannin, le plomb, l'ergotine, l'hydrothérapie, les frictions sur la peau avec l'alcool, les huiles et spécialement l'huile phosphorée.

Chez les phtisiques qui vomissent en toussant, le bromure de potassium, en diminuant le pouvoir excito-moteur de la moelle, vous donnera souvent d'excellents résultats.

Un mot encore et j'ai fini. Où convient-il de faire vivre et habiter le phtisique ? Cette question, à propos de laquelle on a beaucoup discuté, divise encore les médecins ; les uns recommandent la chaleur, les autres le froid ; ceux-là la plaine, ceux-ci la montagne.

Voici brièvement exposés les principes qui devront vous guider dans la solution de cette délicate et toujours importante question. Avant tout, il faut interdire aux phtisiques, au double point de vue de la prophylaxie de la tuberculose et de son traitement, le séjour des grandes villes, celui surtout des casernes, des pensionnats, ateliers et écoles. Partout où l'air est confiné, vicié par conséquent, ou insuffisant, le tuberculeux souffre, sa maladie progresse, la fièvre consomptive est plus précoce ; ce qui lui faut surtout, c'est d'avoir avec les conditions d'alimentation sur lesquelles j'ai tant insisté, l'air de la campagne, autant que possible un air pur, sec, pas trop agité par les vents, tel qu'on le rencontre à la montagne, dans des altitudes qui varieront de 600 à 1,800 mètres. Pour le choix de ces altitudes, il faut tenir compte surtout de l'état général des malades, ainsi que du degré, de la simplicité ou des complications des lésions pulmonaires ; aux phtisiques fébricitants ou atteints de laryngites, de bronchites, de broncho-pneumonies ; à ceux qui ont facilement de la congestion pulmonaire ; aux hémoptoïques, vous ne conseillerez pas des résidences aussi élevées que celles que vous pouvez recommander dans les formes apyrétiques ou torpides de la maladie, pas plus que vous ne les enverrez aux bords de la mer. Quant à la désignation de telle ou telle station, ne vous croyez pas liés dans les conseils que vous aurez à donner par des questions de mode, d'engouement ou d'habitude. Préoccupez-vous de trouver pour les phtisiques un milieu sain, calme, reposant, suffisamment animé, pour que, suivant les besoins de ses goûts, il puisse y trouver, si non l'oubli complet, mais d'utiles diversions à ses souffrances et à ses préoccupations d'avenir.

Rien ne nous oblige, pour le choix de ces diverses stations, à rester tributaires de l'étranger, alors que près de nous, dans les montagnes du Lyonnais, du Bugey, de la Savoie, dans les Alpes dauphinoises, existent nombre de localités qui s'adaptent admirablement aux exigences de l'hygiène du phtisique.

Il est à regretter, à cause de leur proximité qui les rend accessibles à un nombre beaucoup plus considérable de malades, qu'elles ne soient pas assez connues. Le seul reproche que l'on puisse leur adresser, c'est une installation presque toujours incomplète, manquant souvent du confortable nécessaire aux malades qui désirent y passer l'hiver. Cela peut se corriger et se corrigera, je l'espère. En attendant, il vous sera facile d'utiliser pour la période des pluies et des froids, les diverses stations méditerranéennes, ou le midi de la France.

Dans cette direction nous n'avons que l'embarras du choix ; ce choix étant données les conditions telluriques et climatologigues de ces contrées ensoleillées est malheureusement souvent difficile.

Si certains phtisiques se trouvent admirablement de quelques mois de séjour dans les stations méditerranéennes, ou sur les côtes de l'Afrique, d'autres au contraire, sont souvent mal impressionnés par ces climats trop chauds, trop excitants parfois, toujours trop variables. Pour ces derniers, vous conseillerez de préférence, certaines villes du midi de la France, Grasse, Pau, Amélie-les-Bains, Pise en Italie, Palerme, Madère : tel est, Messieurs, formulé à grands traits, le traitement de la phtisie pulmonaire, tel que je tenais à vous le recommander.

Pour qu'il ait chance de réussir, n'oubliez pas te que je vous disais en commençant cette leçon, il importe avant tout de le commencer de bonne heure, et c'est pendant des mois, pendant des années quelquefois, qu'il est nécessaire de le continuer.

FIN

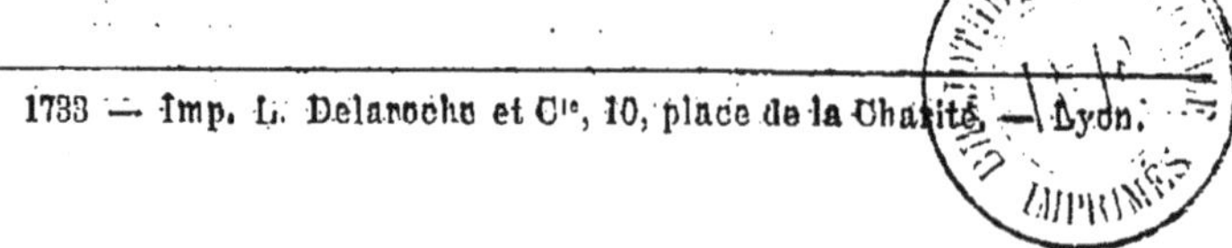

1733 — Imp. L. Delaroche et Cie, 10, place de la Charité, — Lyon.

Observ. I

Tuberculose pulmonaire au début traitée par le liquide de Koch

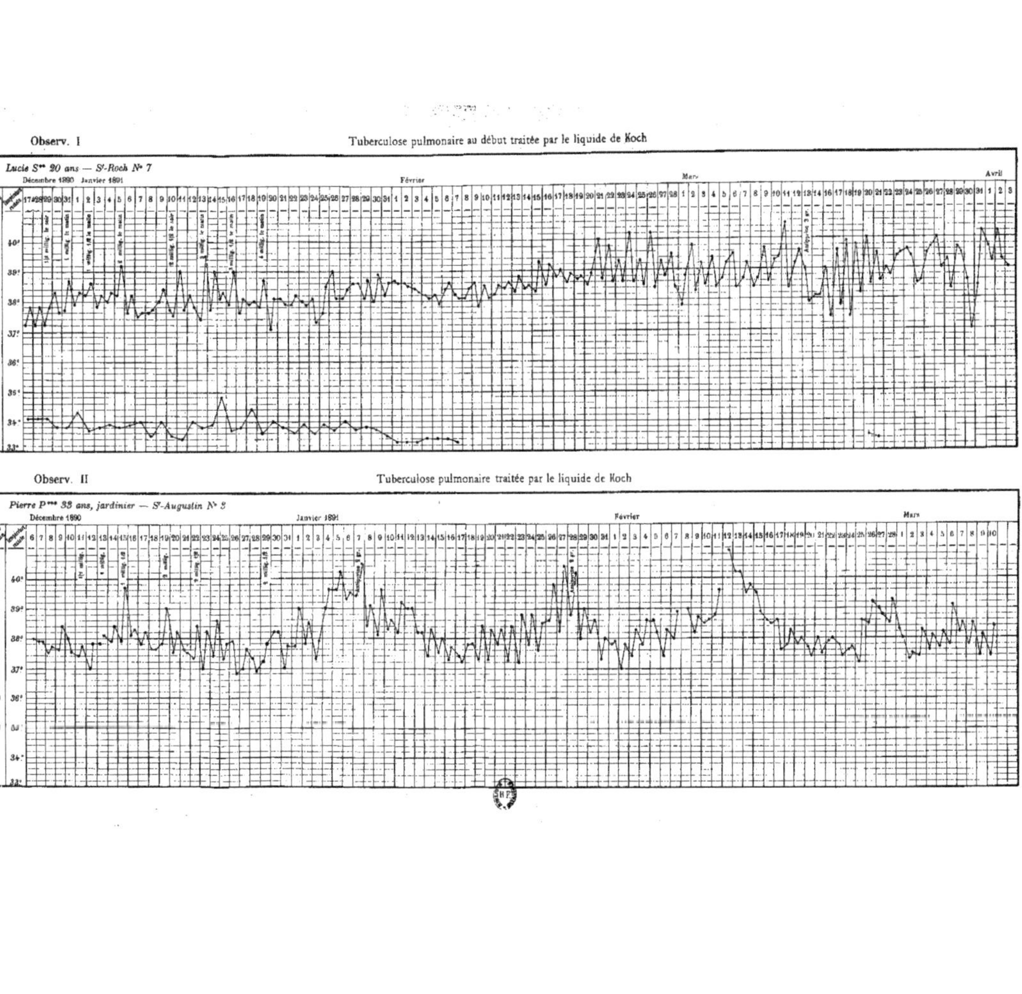

Observ. II

Tuberculose pulmonaire traitée par le liquide de Koch

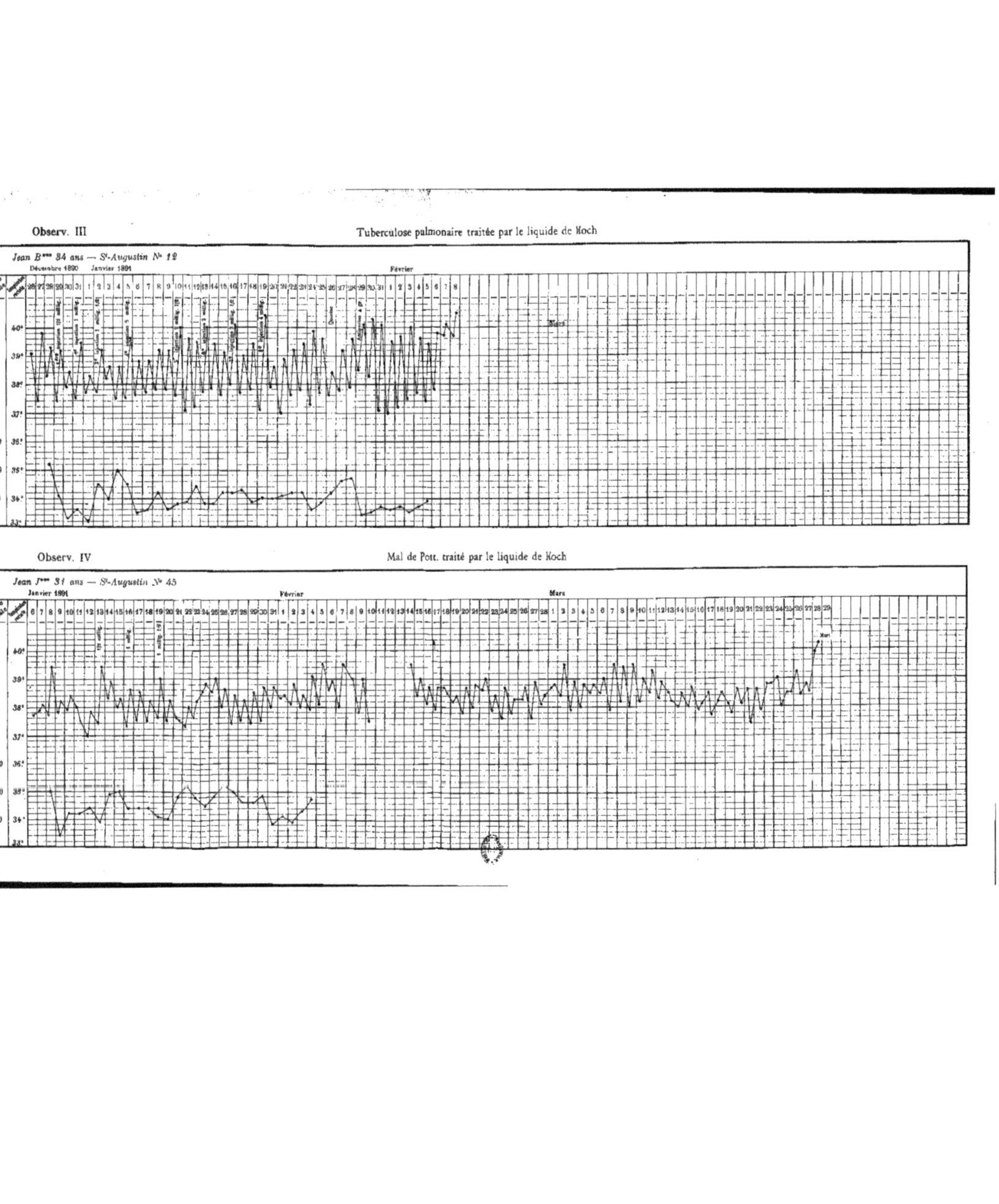
Observ. III
Tuberculose pulmonaire traitée par le liquide de Koch
Jean B*** 34 ans — St-Augustin No 12
Décembre 1890
Janvier 1891
Février
Observ. IV
Mal de Pott. traité par le liquide de Koch
Jean J*** 31 ans — St-Augustin No 45
Janvier 1891
Février
Mars

www.ingramcontent.com/pod-product-compliance
Ingram Content Group UK Ltd.
Pitfield, Milton Keynes, MK11 3LW, UK
UKHW022143170726
13837UKWH00004B/1748